PHYTOTHÉRAPIE ÉLÉMENTAIRE

Sons of Gaia

ISBN : 9798527115383

DÉDICACE

A Gaïa, qui nous héberge, nous soigne, et nous nourrit.
Aux anciens qui ont aidé à la conception de ce livre.

TABLE DES MATIÈRES

<u>PREAMBULE</u>

La phytothérapie, du grec *phytos*, « plante », et *therapeuo*, « soigner », consiste à se soigner à l'aide d'un ensemble de plantes médicinales, permettant ainsi de remédier aux problèmes du quotidien. C'est une méthode décriée actuellement mais c'est pourtant l'ancêtre des médicaments, la plus ancienne médecine.

Voici une liste non exhaustive de remède simple, pour problème courants, utilisant des plantes simples à reconnaitre et présentes partout.

Tout d'abord après la cueillette, qui se fera de préférence un matin ensoleillé juste après l'évaporation de la rosée, veillez à bien sécher votre récolte en prenant soin au préalable d'enlever sans pitié les feuilles fanées et/ou abimées.

Il y a trois façons de préparer les plantes, l'infusion, la décoction et la macération. Les deux premières sont à base d'eau, la troisième à base de liquide divers comme l'alcool, l'huile, le vinaigre…

Pour une infusion procédez comme pour le thé, en versant une eau bouillante (ou presque) sur les végétaux en attendant le temps prescrit avant de filtrer.

La décoction, s'applique aux plantes et aux parties de plantes plus dures qui ne laissent pas s'échapper les principes actifs au simple contact de l'eau bouillante. Il faut les laisser tremper dans de l'eau froide pendant un temps donné et ensuite mettre à chauffer jusqu'à ébullition pendant un temps lui aussi établi. Pour finir il faudra laisser infuser le temps requis avant de filtrer.

La macération, visant à favoriser le passage à froid des principes actifs au cours d'un séjour prolongé, peut durer plusieurs jours à plusieurs mois/années.

Il me semble utile de rappeler les bases :
- On lave toujours sa récolte avant de la faire sécher pour s'éviter des maladies comme l'échinococcose alvéolaire ou la douve du foie.
- On ne prélève pas de plante au bord des routes pour s'épargner toute pollution.
- On doit toujours être sûr d'avoir bien identifié la plante que l'on s'apprête à cueillir. En cas d'erreur la nature ne fait pas de cadeau.
- On ne pille pas la nature ! Laissez toujours des plantes à l'endroit de la cueillette.

L'échinococcose alvéolaire est une maladie parasitaire véhiculée par les renards, les loups, les chiens et les chats. Une fois infectés, en mangeant des rongeurs contaminés, ces carnivores éliminent les œufs du parasite via leurs déjections (crottes et urine) et peuvent souiller ainsi les plantes sauvages ou cultivées. Invisibles à l'œil nu, les œufs restent accrochés aux végétaux même si les fèces ont été lavées par la pluie. Chez l'homme, cette maladie qui touche le foie et d'autres organes, est rare, mais grave, et parfois mortelle.

La douve du foie est un parasite qui se nourrit des cellules et du sang du foie. La transmission se fait par les excréments des ruminants. On évitera donc la cueillette proche de zones de pâturages ou de ruisseaux. Les symptômes se manifestent 3 mois après la contamination.

CHAPITRE 1
SYSTÈME NERVEUX

PLANTES ANTISPASMODIQUES

Gui

Tranquillisant naturel dont les vertus, reconnues depuis fort longtemps, permettent de combattre les crises nerveuses dans toutes leurs manifestations.

30 à 40g de plante fraiche, réduite en petit morceaux.
Décoction à faire bouillir pendant quelques minutes dans un litre d'eau
Laissez infuser 15 minutes
2 à 3 tasses dans la journée, loin des repas.
Pensez à sucrer car le goût est très acre !

Ne pas dépasser la dose indiquée, surtout en cas de troubles cardiaques

Tilleul

Les fleurs de tilleul une fois largement épanouies sont utilisées efficacement contre les spasmes de toute nature : contractions nerveuses du tube digestif, palpitations, migraines.

Infusion de 20 à 30g de sommités fleuries, fraiches ou séchées, dans 1 litre d'eau bouillante pendant 5 à 10 minutes.
3 ou 4 tasses par jour.

Basilic

Tranquillisant efficace. Pour Asthénies, angoisses, insomnies, migraines.

Infusion de 3 à 5g de feuilles pour 10cl d'eau.
2 à 3 tasses par jour après les repas et avant le coucher.

PLANTES CALMANTES

Coquelicot

Il est loin d'avoir les effets néfastes de son cousin le pavot, il ne contient aucune trace de morphine et ses alcaloïdes sont différents de ceux produisant l'accoutumance du pavot. C'est le plus efficace des somnifères naturels et agit en même temps sur la nervosité.

8 à 10 graines en décoction pour 50cl d'eau.

Lavande

Insomnies, irritabilité, agitation, anxiété sont efficacement traités par l'utilisation des sommités fleuries.

Infusion de 5g par litre d'eau bouillante pendant 5 minutes.

2 à 3 tasses par jour entre les repas.

Houblon

On utilise les cônes de houblon récoltés en automne remplis de « lupuline » un principe actif tranquillisant et soporifique très efficace.

Infusion de 20g de cône séchés par litre d'eau pendant 10 minutes.

3 tasses par jour dont la dernière avant de se coucher.

Pensez à sucrer car c'est une boisson très amère.

Tilleul

L'un des plus connus parmi les sédatifs et somnifères. Il est même légèrement hypnotique ! Il apaise les affections nerveuses comme les vomissements, palpitations, vertiges, angoisses. Il fut un temps où il était même le souverain de la lutte contre l'épilepsie.

Infusion d'une bonne pincée de fleurs par tasse d'eau bouillante pendant 5 à 10 minutes.

3 fois par jour après les repas.

PLANTES TONIQUES ET STIMULANTES

Basilic

Faire macérer pendant un mois dans 1 litre d'eau de vie une grosse poignée de feuilles fraichement cueillies.

Filtrer ensuite et sucrer avec 500g de sirop de sucre.

Délicieuse liqueur à boire en apéro.

Frêne

Le quinquina européen ! Si vous êtes fatigué, malade, fébrile, ou convalescent vous pouvez consommer à volonté cette infusion

Infusion de 30g de feuilles sèches pour 1 litre d'eau.

En ajoutant quelques feuilles de menthe à cette infusion vous pourrez la boire en guise de thé ou même de boisson aux repas.

Ortie

Fortifiant à tout faire pour anémies, chlorose, convalescences, suites d'hémorragies

Décoction de 50g de feuilles pour 1 litre d'eau.

Faire bouillir 3 minutes puis infuser 10 minutes.

Boire une tasse avant chaque repas.

Plantain

Puissant stimulant et tonique, il est précieux en cas de grande fatigue et d'asthénie. Faites votre récolte au printemps avant qu'il ne fleurisse en cueillant les feuilles à la base de la plante.

Décoction de 100g de feuilles séchées en morceaux par litre d'eau

Faire tremper à froid pendant 10 minutes puis porter doucement à ébullition pendant 3 minutes. Pour finir laisser infuser 10 minutes.

3 à 5 tasses par jour.

Romarin

« L'herbe des troubadours » est un tonique majeur, stimulant les glandes qui produisent la cortisone, hormone de l'agression et de la défense. Utile en cas de fatigue ou déprime.

Macération pendant 15 jours de 60g de feuilles sèches dans un litre de vin blanc et filtrez.

1 verre avant chaque repas.

Sauge

Du nom latin signifiant « sauver » on a dit d'elle qu'elle pouvait soigner tous les maux !

Anémiés, convalescents, règles rares et irrégulières, femme en cours de ménopause fatiguées et irritables.

Infusion de 3 feuilles sèches ou fraiches par tasse pendant 5 minutes.

2 à 3 tasses par jour.

Thym

Fatigue, anémies, inappétence. Fait remonter légèrement la tension, efface les angoisses et les idées moroses.

Infusion de 1 ou 2 branches par tasse pendant 10 minutes.

4 tasses par jour.

CHAPITRE 2
OTO-RHINO-LARYNGOLOGIE

DOULEUR D'OREILLES

Lierre terrestre
A ne pas confondre avec le lierre grimpant !
Le lierre terrestre à des feuilles qui sentent un peu la menthe et la citronnelle quand on les froisse, il se trouve à ras du sol.

Macération de 10 poignées de plante fraiche, écrasée ou mixée dans 1 litre d'huile d'olive pendant 1 mois dans une bouteille exposée au soleil.
Veuillez l'agitez chaque jours. Filtrez pour conserver.

Quelques gouttes de cette huile dans l'oreille calment les douleurs.
Elle peut aussi être utilisée pour soigner les plaies et les ulcères.

Oignon et persil
En cas de douleur accompagnée de bourdonnements, placez dans l'oreille un coton imbibé de suc d'oignon ou de persil frais.

SINUSITE

Pin
A utiliser en inhalation.

Décoction de 50g de bourgeons de pain dans 1 litre d'eau froide pendant 2 heures.
Amener doucement à ébullition et la maintenir pendant 1 à 2 minutes.

EPISTAXIS (SAIGNEMENT DE NEZ)

Ortie
Exprimez sur un coton le suc d'une tige fraiche et placez le coton dans la narine.

Thym
Séchées, réduites en poudre et prisées, les feuilles de thym sont très efficaces !

MAUX DE GORGE

Tous ces gargarismes voient leur action renforcée par l'addition d'une cuillerée de miel.

Citron
Mélangeant le jus d'un citron dans un verre d'eau tiédie et gargariser souvent.

Noyer
Infusion de 50g de feuilles fraiches par litre d'eau pendant 5 minutes.
A utiliser en gargarisme et bain de bouche

Ronce
Veillez à cueillir les premières feuilles de début du printemps.

Décoction de 50g de feuilles fraiches ou séchées pour 1 litre d'eau.
Ebullition de 5 minutes et infusion pendant 10 minutes.
A utiliser en gargarismes.

Sauge

La plus efficace des médications en gargarisme contre tous les maux qui affectent la gorge.

Décoction de 15g de feuilles pour 1 litre d'eau.
Ebullition de 5 minutes et infusion de 5 minutes.
A utiliser, bien chaud, en gargarisme.

CHAPITRE 3
LES VOIES RESPIRATOIRES

Coquelicot

Calmant les toux rebelles, l'asthme, son action pectorale est réputée depuis des siècles.

Infusion de 10g de fleurs séchées pour 1 litre d'eau pendant 5 minutes.
5 tasses par jour

Lavande

Asthme, bronchite, coqueluche, les toux ne lui résistent pas.

Infusion de 20g de fleurs dans 1 litre d'eau bouillante pendant 5 minutes.
3 tasses par jour loin des repas.

Lierre terrestre

Remarquable expectorant, le soulagement est très rapide dans les cas de bronchite chronique.

Infusion de 25g de sommités fleuries par litre d'eau pendant 10 minutes.
3 tasses par jour.

Menthe

En inhalation pour les cas d'asthmes, toux rebelles et bronchites.

50g de feuille pour 1 litre d'eau bouillante.

Sauge

Facilitant l'expectoration dans tous les cas de toux grasses, à la fin des rhumes et au cours des bronchites, l'infusion de sauge a un effet quasi-immédiat.

Infuser 30g de feuilles et de tiges fleuries par litre d'eau pendant 15 minutes.
3 tasses pas jour.

Thym

A la fois puissant antiseptique, stimulant les fonctions respiratoires et doué de propriétés pectorales, le thym est très efficace dans les cas de toux convulsives où son action antispasmodique s'ajoute aux modifications des sécrétions qu'il provoque.

Faire bouillir une bonne poignée de sommités fleuries dans 1 litre d'eau et laissez bouillir jusqu'à ce que le liquide diminue de moitié.
Sucrer abondamment au miel et absorbez au moment des quintes une cuillerée à soupe de la préparation.

CHAPITRE 4
LE SYSTÈME CIRCULATOIRE

LES PLANTES DÉPURATIVES

Fraisier
Le thé de feuille de fraises se prépare à l'aide de jeunes feuilles encore tendres.

Infusion de 25g de feuilles pour 1 litre d'eau pendant 5 minutes.
A consommer à volonté.

Genévrier
On utilise les baies écrasées.

Infusion de 20g de baie par litre d'eau pendant 5 minutes.
4 tasses par jour loin des repas.

Noyer
Tonique et dépuratif à la fois, le vin de noix est aussi apéritif.

Macération de 100g de feuilles de noyer fraiches et hachées dans 1 litre de bon vin blanc pendant 10 jours.
Filtrer et boire avant les repas.

Ortie
Infusion de 50g de feuilles sèches pour 1 litre d'eau.
4 tasses par jour.

Persil
Infusion d'une poignée de tiges et feuilles fraiches pour 50cl d'eau.
Boire une tasse avant les repas.

Pissenlit

Infusion de 40g de feuilles fraiches ou séchées pour 1 litre d'eau.

4 tasses par jour loin des repas.

Sauge

Le vin de sauge passe auprès des spécialistes pour l'un des plus vigoureux dépuratifs !

Macération de 30g de feuilles fraiches dans un litre de vin blanc pendant une semaine.

Filtrez et consommez à raison d'un verre à liqueur avant les repas.

Sureau

Infusion d'une poignée de fleurs sèches par litre d'eau.
4 tasses par jour.

LES TONICARDIAQUES

Romarin

Cardiotonique et stimulant, le romarin a la particularité d'exciter la sécrétion de cortisone, ce bouclier de notre organisme.

Infusion de 30g de rameaux séchés, avec ou sans fleurs, par litre d'eau bouillante pendant 15 minutes.

CHAPITRE 5
LE TUBE DIGESTIF

LES PLANTES APÉRITIVES

Genévrier
Infusion de 40g de baies écrasées pour 1 litre d'eau pendant 10 minutes.
3 tasses par jour.

Houblon
Infusion de 20g de cône secs et émiettés dans 1 litre d'eau pendant 10 minutes.
A prendre avant chaque repas dans un verre a liqueur.

Thym
Si le manque d'appétit s'allie à une fatigue physique ou intellectuelle, vous ressentirez le plus grand bien avec cette infusion.

Infusion de 1 ou 2 branches par tasse d'eau bouillante.
3 tasses par jour.

LES PLANTES DIGESTIVES

Ail
Elimine les fermentations intestinales.

Infusion de 10g d'ail pour 1 litre d'eau.

Basilic
Aide à digérer et à bien dormir.

Infusion de 5g de feuilles séchées par tasse après chaque repas.

Chêne

Les glands torréfiés et utilisés comme le café sont un excellent digestif qui en outre supprime les coliques d'un transit intestinal déficient.

Laurier noble

Infusion de 40g de feuilles sèches pour 1 litre d'eau pendant 10 minutes à prendre après le repas.

Si vous n'avez pas le temps vous pouvez mâchonner à table avant le repas une feuille de laurier pendant quelques minutes.

Sauge

Infusion de 3 feuilles fraiches par tasse d'eau bouillante pendant 5 minutes après le repas.

Vous pouvez aussi mâchonner une feuille fraiche avant le repas, cela stimule la digestion au niveau de l'estomac et de l'intestin.

L'ESTOMAC

Basilic

Contre les spasmes et contractions nerveuses de l'estomac.

Infusion de 5g de feuilles ou fleurs par tasse d'eau bouillante après chaque repas

Laurier noble

Excellent usage pour atténuer les spasmes nerveux au niveau de l'estomac.

Infusion de 5g de feuilles pour 1 litre d'eau bouillante pendant 5 minutes.

3 tasses par jour loin des repas.

Lierre terrestre

C'est un excellent pansement des muqueuses irritées, indiqué dans tous les cas de gastrites.

Infusion de 40g de plante entière séchée pour 1 litre d'eau pendant 15 minutes.

3 tasses par jour entre les repas.

Ortie

Contre les crampes d'estomac.

Décoction de 40g feuilles séchées pour 1 litre d'eau.
Laisser bouillir 2 minutes et infuser 10 minutes.
Boire une tasse avant les repas.

Ronce

Son action anti-inflammatoire s'exerce au niveau de l'estomac surtout en cas de gastrites.

Décoction de 50g de feuilles séchées pour 1 litre d'eau.
Faire bouillir pendant 5 minutes et laisser infuser 15 minutes.

3 tasses par jour entre les repas.

LE FOIE

Bouleau

Il est tout indiqué pour dissoudre les calculs biliaires et c'est aussi un vigoureux diurétique.

Décoction de 50g de feuilles séchées pour 1 litre d'eau.
Faire bouillir 3 minutes et infuser 3 minutes.
4 tasses entre les repas.

Chêne

En cas de cirrhose.

Infusion de 25g de feuilles séchées pendant 5 minutes.
3 tasses par jour loin des repas.

Noyer

Très efficace en cas de jaunisse.

Décoction de 30g de feuilles séchées mises à tremper dans l'eau froide pendant 3 heures et portées lentement à ébullition.
Laisser bouillir 2 minutes et infuser 15 minutes.
3 tasses par jour en dehors des repas.

Romarin

Guérit et calme la jaunisse.

Infusion de 40g de rameaux secs pour 1 litre d'eau bouillante pendant 15 minutes.
1 tasse à jeun et une avant chaque repas.

LES INTESTINS

Basilic
Il combat la constipation et facilite la digestion « à tous les étages » d'une manière générale.

Infusion de quelques pincées de feuilles par tasse d'eau bouillante avant de se coucher.

Chêne
Si vous n'arrivez pas à bout d'une entérite chronique.

Infusion de 30g de feuille par litre d'eau bouillante.
3 tasses par jour loin des repas.

Eglantier
Légèrement laxatif et possède une bonne action sur les muqueuses intestinales.

Infusion de 20g de pétales par litre d'eau.
3 tasses par jour à chaque repas.

Lierre terrestre
Il exerce une action salutaire dans tous les cas de troubles intestinaux liés aux muqueuses.

Décoction de 50g de plante séchée pour 1 litre d'eau.
Laisser tremper à froid quelques minutes et amener doucement à ébullition sans l'amener jusque-là.
Laisser infuser 15 minutes et buvez 3 tasses par jour entre les repas.

Ortie

Efficace contre tous les types d'hémorragies, même intestinales. Elle stoppe les diarrhées rebelles.

Infusion de 10g de feuilles par tasse avant chaque repas.

PLANTES ANTI-HÉMORROÏDALES

Ronce

Décoction de 50g de feuilles séchées pour 1l d'eau.
Faire bouillir 5 minutes et laisser infuser 10 minutes.
3 tasses par jour loin des repas.

LES PLANTES VERMIFUGES

Ail

Décoction de 25g d'ail pour un verre de lait.
Cuisson lente qui devra être prolongée pendant 20 minutes à boire en deux fois dans la journée, quatre jours de suite.

Eglantier

Les ascaris ne résistent pas au « poil à gratter », ce duvet blanc présent à l'intérieur des fruits rouges de l'églantier. Ce n'est pas pour rien que le surnom de ces baies est « gratte-culs ».

Absorber à jeun 0.15g de duvet blanc mêlés à une cuillérée de miel.
A répéter plusieurs fois jusqu'au succès.

CHAPITRE 6
LES VOIES URINAIRES

Bruyère

C'est un diurétique efficace et un antiseptique des voies urinaires. Surtout en cas de cystite avec écoulement purulent et pour les troubles de la prostate.

Décoction de 30g de fleurs séchées dans 1 litre d'eau.
Faire bouillir longtemps jusqu'à réduction des deux tiers du liquide qui sera absorbé en plusieurs fois au cours de la journée.

Eglantier

La décoction des fruits de l'églantier est diurétique et efficace en cas de calculs urinaires.

Décoction de 50g de fruits rouges dans 1 litre d'eau.
Faire bouillir 30 minutes et laisser infuser 1 heure.
3 tasses par jour après les repas.

Fraisier

Cystite et rétention d'urine sont efficacement combattues.

Décoction de 30g de racine pour 1 litre d'eau.
Faire bouillir 15 minutes et consommer à volonté.
Les urines peuvent être teintées légèrement en rose.

Frêne

Dès le XVIème siècle la feuille de frêne était utilisée dans le traitement des calculs urinaires en dissolvant les urates qui constituent l'essentiel des cailloux douloureux. Recommandée également dans les régimes amaigrissants, elle peut constituer une boisson quotidienne.

Infusion de 40g de feuilles fraiches ou séchée dans 1

litre d'eau.

Pissenlit

Très efficace dans les cas de cellulite.

Infusion de 50g de feuilles fraiches ou sèches pour 1 litre d'eau.

De 3 à 6 tasses par jour. Pensez à bien sucrer !

CHAPITRE 7
L'APPAREIL GENITAL

Camomille

Son action antispasmodique s'exerce efficacement sur les contractions utérines en cas de règles douloureuses.

Infusion de 1 cuillère à soupe de fleurs séchées par tasse d'eau bouillante pendant 15 minutes.
1 tasse après chaque repas et la dernière avant le coucher.

Houblon

Sédatif en cas d'érection douloureuse et d'insomnies dues à la surexcitation sexuelle.

Infusion de 30g de cône séchés par litre d'eau pendant 10 minutes.
3 tasses par jour après les repas et la dernière au moment du coucher.
Pensez à bien sucrer !

Ou buvez une bonne bière !

Menthe

Son rôle tonifiant du système nerveux s'étend au domaine sexuel, c'est un bon aphrodisiaque mais à forte dose.

Infusion de 30g de feuilles séchées pour 1 litre d'eau bouillante pendant 5 minutes.
4 fois par jour.

Noyer

La feuille de noyer est utile aux messieurs « qui se sont épuisés avec les dames » et à ces mêmes dames lorsqu'elles souffrent de diverses affections du système génital.

Décoction de 30g de feuilles séchées par litre d'eau.

Laisser tremper dans l'eau froide 1 heure, amener à ébullition, laisser bouillir 5 minutes et pour finir laisser infuser 15 minutes.

3 tasses par jour en dehors des repas.

Ortie

Les graines d'ortie sont un remède contre l'impuissance et aussi, accessoirement, contre l'énurésie.

Pour l'impuissance :
1cuillérée à café de graines pilées mélangées à du miel avant le repas du soir.
Pour l'énurésie :
Infusion de 50g de feuilles séchées pour 1 litre d'eau.
4tasses par jour loin des repas.

Persil

Son action antispasmodique en fait un précieux calmant des contractions utérines qui sont souvent liées à l'apparition des premières règles.

Infusion de 20g de feuilles fraiches dans 50cl d'eau pendant 10 minutes.
Boire le tout dans la journée en petite quantité.

Ronce

En cas de règles excessives.

Infusion de 30g de feuilles séchées pour 1 litre d'eau bouillante.
1 tasse après chaque repas.

Sauge

Utile aux femmes dont le cycle est irrégulier et à celles qui entrent en pré-ménopause.

Infusion de 3 feuilles séchées ou fraiches par tasse d'eau bouillante pendant 5 minutes.
3 tasses par jour.

Thym

Supprime les douleurs menstruelles.

Infusion de 2 branches par tasse d'eau bouillante pendant 5 minutes.
1 tasse après chaque repas.

CHAPITRE 8
LE SYSTÈME LOCOMOTEUR

RHUMATISMES

Bouleau
En cas de rhumatismes et de goutte. Puissant diurétique.

Infusion de 50g de feuilles séchées dans 1 l d'eau bouillante pendant 3 minutes.
5 tasses par jour loin des repas.

Bruyère
Pour les rhumatismes.

Décoction de 40g de fleurs séchées pour 1 litre d'eau.
Réduire le liquide aux deux tiers de sa quantité initiale et absorber le tout en 24h en fractionnant les prises.

Buis
L'ennemi du rhumatisme chronique.

Décoction de 25g de feuilles par litre d'eau.
3 tasses par jour entre les repas.
Pensez à sucrer car c'est très acre !

Fougère
Utilisation externe en compresse ou dans l'eau d'un bain.

Décoction de 200g de rhizome de fougère mâle pour 1 litre d'eau.
Porter à ébullition pendant 10 minutes et laisser infuser 15 minutes.
Utiliser le liquide obtenu en compresses chaudes sur les parties douloureuses.

Quand cette décoction est ajoutée à l'eau du bain elle agit sur les douleurs de la goutte.

Fraisier

Très efficace contre l'arthrite.

Décoction de 30g de racines de fraisier pour 1 litre d'eau.
Laisser bouillir 15 minutes.
A absorber au cours de la journée.

Frêne

Son action contre la goutte et les rhumatismes en général est connu depuis fort longtemps.

Infusion de 40g de feuilles pour 1 litre d'eau pendant 5 minutes.
4 tasses par jour.

Gui

A la fin de l'automne, alors que les douleurs rhumatismales se réveillent avec l'humidité, il se trouve que les feuilles et les baies du gui sont au maximum de leur efficacité antirhumatismale.
A utiliser, fraiches, en cataplasme après les avoir fait bouillir 5 minutes dans l'eau.

Menthe

Elle calme, de l'extérieur, les insupportables douleurs rhumatismales et aussi les névralgies, grâce aux compresses de plante fraiche, hachée, mise à chauffer et non à cuire, dans un four, sur un radiateur ou dans une poêle, et placée dans un linge fin pour en faire une sorte de paquet plat que l'on applique sur la partie douloureuse.

<u>Noyer</u>

Feuilles à récolter avant la maturation des fruits, environ en juin. Est efficace contre les rhumatismes et la goutte.

Décoction de 30g de feuilles par litre.
Mettez à tremper dans de l'eau froide pendant 3 heures, portez ensuite à ébullition pendant 5 minutes et laissez infuser pendant 15 minutes.
2 ou 3 tasses par jour loin des repas.

<u>Persil</u>

Il facilite le transit urinaire et cette action contribue à favoriser l'élimination de l'urée et donc de lutter contre les rhumatismes et l'arthrite.

Décoction de 50g de racine séchée pour 1 litre d'eau.
Faire bouillir 3 minutes et infuser 10 minutes.
1 tasse avant chaque repas.

<u>Pin</u>

Très efficace contre les douleurs articulaires quand utilisé en compresse.

Décoction de 50g de bourgeons séchés pour 1 litre d'eau.
Mettez à tremper à froid pendant 2 heures, amenez doucement à ébullition, laissez bouillir 2 minutes et infusez 15 minutes.

Romarin

Infusion de 50g de fleurs et feuilles séchées pour 1 litre d'eau bouillante pendant 20 minutes.

3 à 6 tasses par jour après et entre les repas.

Verge d'or

Elle dissout les calculs rénaux tout aussi bien que les cristaux nés de l'acide urique et qui font tellement souffrir les arthritiques.

Décoction de 50g de plante séchée pour 1 litre d'eau.
Laissez bouillir 5 minutes et infuser 15 minutes.
3 tasses par jour loin des repas.

CHAPITRE 9
MAUX DIVERS

LUTTER CONTRE LA TEMPÉRATURE

Buis

Certaines fièvres récurrentes, celles à répétition comme le paludisme ou la malaria, se montrent réfractaires à la quinine mais cèdent toujours face à la décoction de buis qui provoque d'abondante sudation et une chute rapide de la température.

Décoction de 25g de feuilles sèches ou fraiches pour 1 litre d'eau.
Faites bouillir 10 minutes et infusez 15 minutes.
5 demi-tasses par jour dont la dernière au coucher.

Cette tisane est aussi efficace qu'elle est amère et âcre, attention car elle peut provoquer une action purgative !

Camomille

Calmant la douleur, antithermique et sudorifique, à utiliser en cas de forte migraine accompagnant la fièvre d'une grippe ou d'un refroidissement.

Infusion d'une cuillère à soupe de fleurs séchées par tasse d'eau bouillante pendant 5 à 10 minutes. Boire bien chaud !

Frêne

Encore lui le « quinquina d'Europe » ! Pour tous les cas de fièvres intermittentes et chroniques, là où la quinine serait indiquée.

Décoction de 30g d'écorce pour 1 litre d'eau.
Faites bouillir 5 minutes.
1 tasse avant chaque repas et une dernière au coucher.

Lavande
Pour tous les états fébriles.

Infusion de 30g de fleurs séchées pour 1 litre d'eau bouillante pendant 5 minutes.
3 tasses par jour entre les repas.

Sureau
Son action sudorifique est reconnue depuis fort longtemps pour guérir des rhumes et des grippes.

Infusion de 30g de fleurs séchées par litre d'eau pendant 5 minutes.
A boire très chaud le soir au coucher.

PLANTES VULNÉRAIRES

Oignon
Pour les petites brulures, coupez un oignon en deux et appliquez au plus vite sur la cloque en formation, son action antiseptique et résolutive fera le reste.

Persil
Quelques feuilles fraiches écrasées sur une piqure d'insecte calment la douleur.
On peut aussi les faire revenir dans un peu de vin et l'appliquer en cataplasme pour soigner les coups et les foulures.

Thym
Antiseptique très puissant, en cas de plaie qui

suppurent.

Infusion de 2 cuillérées à soupe de plante fraiche ou séchée par tasse d'eau bouillante pendant 10 minutes.
A utiliser en compresse.

À PROPOS DE L'AUTEUR

Les Sons of Gaia forment un clan d'hommes et de femmes libres mi- nomade mi- sédentaire, profondément décroissants, avide de nature et de liberté.

Le clan est avant tout un groupe de marcheurs autonomes.
Des vagabonds maîtrisant le bushcraft et ayant un profond respect pour la nature.

En quête de simplicité et de spiritualité ils ont choisi un mode de vie autonome loin de l'agitation des villes.

En achetant ce livre, vous leur avez permis de continuer à vivre quelques jours de plus comme ils l'entendent.

Pour cela, recevez leur éternelle gratitude.

FLOWCODE
SONS OF GAIA
PRIVACY.FLOWCODE.COM
SONS OF GAIA

www.ingramcontent.com/pod-product-compliance
Lightning Source LLC
Chambersburg PA
CBHW031430250726
48656CB00002B/916